Dr Emile JALLÈS

Contribution à l'étude
de
la Percussion du Crâne

(Valeur séméiologique du bruit de pot fêlé crânien)

LYON
IMP. RÉUNIES

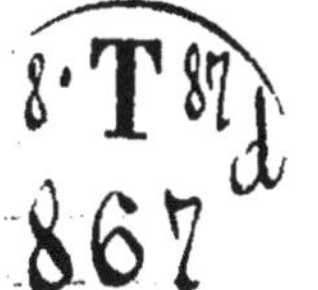

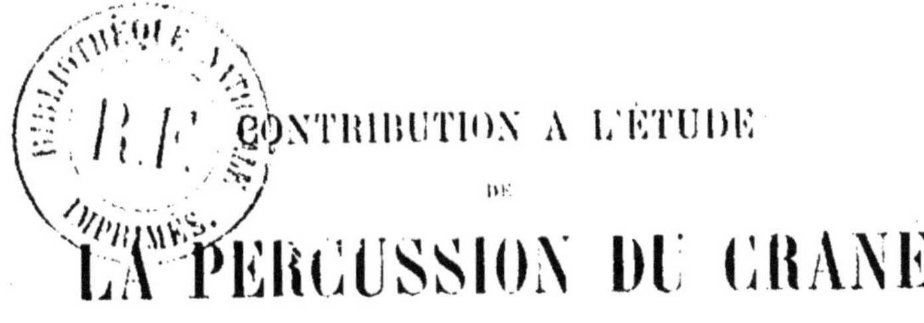

CONTRIBUTION A L'ÉTUDE

DE

LA PERCUSSION DU CRANE

(Valeur séméiologique du bruit de pot fêlé crânien)

CONTRIBUTION A L'ÉTUDE

DE

LA PERCUSSION DU CRANE

(Valeur séméiologique du bruit de pot fêlé crânien)

PAR

Le Dr Emile JALLÈS

LYON
IMPRIMERIES RÉUNIES
8, RUE RACHAIS, 8

1909

A LA MÉMOIRE DE MA MÈRE

A MON PÈRE

Faible témoignage de la reconnaissance
due à son inépuisable bonté.

MEIS ET AMICIS

INTRODUCTION

A la fin de l'année 1908, M. le professeur agrégé Chatin et son élève, le Dr Chèze, publiaient dans le *Lyon médical*, une observation relative à un cas d'hydrocéphalie déterminée par la présence, sur le trajet des voies de circulation du liquide céphalo-rachidien, d'une tumeur du vermis cérébelleux.

Le cas, intéressant en lui-même, mais non exceptionnel, comme nous le verrons par la suite, attira notre attention parce qu'il fut pour M. le professeur Chatin et le Dr Chèze, l'occasion d'étudier d'une façon méthodique la percussion du crâne. En effet, percutant le crâne du petit malade, et par comparaison, celui de ses voisins, ils notèrent que les sons perçus en étaient nettement différents et que celui rendu par le crâne hydrocéphale se rapprochait de façon sensible et même exagérait l'acuité, le ton aigu spécial que rend à la percussion la tête d'un nouveau-né, aux sutures chevauchantes, aux fontanelles largement ouvertes.

Bien plus, à mesure que cédaient les sutures en voie d'ossification, le son accusait davantage un timbre élevé et même apparaissait *ce bruit de pot fêlé*, dont la présence paraît bizarre, mais qui existe nettement en réalité et déjà cité en France depuis de longues années, et à l'étranger devait, sous l'influence du Dr Chèze, nous inciter à réunir dans ce modeste travail les écrits et les observations dont il fut l'objet. Encouragé et hautement conseillé par M. le professeur agrégé Chalin, que nous ne saurions trop remercier, soutenu et aidé de bienveillante façon par notre excellent ami le Dr Chèze, nous ne sommes que le modeste artisan d'un travail dont leur revient tout le mérite. Nous serons trop heureux si grâce à eux nous pouvons apporter quelque clarté, si nouvelle et si pâle fût-elle, à la diagnose des tumeurs cérébrales.

CHAPITRE PREMIER

DE LA PERCUSSION DU CRANE

Ce n'est pas, comme on pourrait le croire, une idée nouvelle que celle d'appliquer les diverses méthodes de percussion au diagnostic des tumeurs cérébrales. Nous verrons par la suite que de longues études ont été faites sur ce sujet et que de nombreux auteurs en France et à l'étranger se sont efforcés d'appliquer à la percussion de la boîte crânienne les moyens les plus délicats et les procédés les plus complexes.

Pour plus de clarté nous suivrons dans cette revue générale un ordre rigoureusement chronologique et il nous apparaîtra parfois que bien des auteurs ont cru découvrir ce qui était depuis longtemps connu : le bruit de *pot fêlé*, qui fait l'intérêt principal de notre sujet, signalé pour la première fois en 1893 est revendique comme propriété personnelle par d'autres auteurs en 1900. Nous ne nous attarderons pas à signaler semblables luttes et ne serons que le classeur impartial des relations parues avant notre travail. Nous verrons, en outre, que les uns ont adopté, pour arriver à leurs fins, les méthodes les plus simples de percussion immédiate à l'aide du doigt ou d'un marteau perculeur avec la seule précaution de faire raser le crâne : mais, que d'autres, au contraire, les Allemands en particulier, ont basé leur manière de faire sur la conductibilité sonore des os du crâne et pour cela l'ont compliquée de l'auscultation pratiquée à distance du point percuté ou mis en vibration par son contact avec un diapason.

D'après nos recherches, Piorry serait le premier, dans son *Traité de plessimétrisme et d'organographisme*, édité en 1866, à donner une étude très complète de la percussion du crâne. Il se servait d'un plessimètre, appareil formé d'une plaque mince de bois ou d'ivoire, soigneusement appliqué sur la surface à percuter, et qui servait à renforcer les sons. Il y joignit aussi le stéthoscope de Laënnec, réalisant ainsi la percussion auscultatoire reprise plus tard par les auteurs anglais et allemands.

Il retirait de cet examen une double sensation, dit-il, « l'une en rapport avec la présence des os qui le constituent (le crâne) et qui consiste en une matité très marquée, d'un caractère sec et très sclérosique : l'autre qui est due à la présence profonde de la masse encéphalique, laquelle donne lieu au son et au tact malaxiques et presque hydriques.

« La matité due aux os crâniens est d'autant plus marquée que ceux-ci sont plus durs et plus épais : elle l'est par conséquent davantage sur la protubérance occipitale que sur les bosses frontales et pariétales.

« Le son plexo-malaxique propre à l'encéphale se rencontre profondément sur tous les points où l'organe est en contact avec son enveloppe osseuse et paraît exactement le même sur toute la surface crânienne.

« On conçoit, sans que l'expérience ait encore prononcé sur ce sujet que si une tumeur très dure existait dans la cavité du crâne et touchait aux os qui la circonscrivent, on pourrait obtenir sur tous les points de la surface à laquelle une telle célie correspondrait et cela jusqu'aux limites de la circonférence de celle-ci des sensations plessiques qui permettraient d'en signaler la présence et d'en dessiner exactement les contours... »

Il employait, et non sans résultats précis, pareille méthode au diagnostic des tumeurs siégeant dans les cavités nasales ou dans les sinus frontaux. Il cite ensuite un cas de mastoïdité suppurée, dans lequel il posa son diagnostic après avoir trouvé sur l'apophyse mastoïde le son et le tact de la matité hydrique. La ponction, à la suite de laquelle il s'écoula en abondance un pus jaunâtre, confirma ses prévisions.

C'est donc Piorry qui, d'après nos recherches, fut le premier à s'occuper de la percussion du crâne. Il put, grâce à ce procédé, ajouter aux symptômes des tumeurs cérébrales, ce nouvel élément. On ne peut dire qu'il n'a pas parlé du bruit de pot fêlé, le terme se trouve en entier dans son *Traité de diagnostic et de séméiologie*, paru bien antérieurement, en 1838. Il le cite seulement pour en réfuter la valeur dans le diagnostic des fractures du crâne : « La percussion, dit-il, a été déjà proposée depuis longtemps pour apprécier si le crâne est atteint de fracture ; *le bruit de pot fêlé* qui serait produit dans ce cas et que le malade surtout entendrait, pourrait avoir, pense-t-on, quelque valeur. On se sert aussi de la percussion du crâne dans l'intention de savoir à quelle partie de cette boite osseuse correspond la douleur. Evidemment, de telles manœuvres ont fort peu d'utilité et sont dangereuses... »

Il faut ensuite arriver en 1893 pour trouver dans le traité du chirurgien anglais Mac Ewen, de Glascow, une étude complète de la percussion du crâne. Voici en quels termes sont conçues ses conclusions :

« Le son dû à la vibration des os du crâne subit des modifications, suivant le volume et la consistance du contenu crânien, et suivant la situation de ce contenu, par rapport à la paroi. Les crânes à parois minces donnent des vibrations plus facilement que ceux à parois épaisses ; ces derniers peuvent même ne fournir aucune vibration à la percussion digitale.

« Chez l'enfant dont les os ne sont unis que par une membrane et reposent directement sur le cerveau, le son produit par la percussion est mat, sourd, difficilement appréciable. Mais dans les cas de distension exagérée des parois, osseuse et membraneuse, même chez l'enfant, le son devient clair, surtout si la densité du contenu crânien est peu élevée, le cerveau renfermant un liquide séreux. Chez les enfants dont les fontanelles se ferment tard, on peut avoir une note tympanique.

« Un crâne mince dont le contenu est exactement appliqué contre la paroi, donne à peu près le même son qu'un crâne épais.

« En général, quand on se trouve en présence d'un cerveau sain, dont les rapports avec les parois crâniennes sont normaux, on obtient un son mat, mais si la densité du contenu diminue les os vibrent plus facilement et le son devient plus clair. Il est inutile d'ajouter que l'épaisseur du cuir chevelu a une importance considérable.

« Chez les adultes, dit-il, le son est plus élevé et donne l'idée de solidité surtout dans la région occipitale.

« Chez quelques enfants rachitiques présentant le crâne très développé par rapport à la face, le son est plus sonore qu'à l'état normal, mais plusieurs autopsies ont démontré que cette sonorité exagérée coexistait avec la distension des ventricules latéraux.

« Dans le cas d'hyperdistension des ventricules latéraux ou dans celui de compression du quatrième ventricule par des tumeurs du cervelet, par l'occlusion des veines de Gallien, ou autrement, la sonorité est considérablement augmentée et varie, ce qui est d'une importance capitale, suivant la position de la tête. On peut donc en conclure que le timbre dépend non seulement de la densité ou de l'épaisseur du crâne, mais aussi de la consistance du contenu et de ses rapports avec la partie osseuse.

« L'auteur a pu suivre jusqu'à la fin un cas qui présentait tous ces phénomènes, la sonorité augmentait d'un jour à l'autre. Après la mort, on fit des coupes transversales sur le crâne congelé : ces coupes montrèrent l'existence d'une grosse tumeur siégeant dans le cervelet déplaçant le lobe droit et obstruant le onzième ventricule. Il existait une grande distension des ventricules latéraux, avec amincissement de la substance cérébrale et diminution du liquide sous-arachnoïdien. La percussion peut aider dans le diagnostic des tumeurs du cervelet.

« *Le bruit de pot fêlé*, dans les cas de fractures étendues du crâne, où le trait de fracture permet à de grands fragments osseux de se désagréger, a été observé trois fois, la tête étant rasée.

« Il existe donc un champ assez limité peut-être, où la percussion peut rendre des services avec tous les autres signes. Les lésions du cervelet, surtout dans leur début, et chez les enfants, sont d'un diagnostic assez difficile pour que tous les moyens d'investigation soient reconnus utiles et appréciés à leur valeur. »

Comme on le voit, l'étude de Mac Ewen est beaucoup plus étendue que celle de Piorry et elle signale nettement la présence du pot fêlé, ou tout au moins du tympanisme dans les cas d'hydrocéphalie chronique. Il cite nettement comme conséquence de la disjonction des sutures et de la présence de liquide dans les ventricules, le tympanisme entendu à la percussion et même le pot fêlé. Il signale celui-ci dans les cas de fracture, cas qui aboutissent dans une certaine mesure au résultat donné par l'hydrocéphalie, c'est-à-dire la solution de continuité de la surface crânienne.

A partir de cette époque paraissent, dans les publications allemandes, des relations traitant des différents modes de percussion, chacun apportant un perfectionnement, doublé par contre d'une complication.

Le premier, le Dr Okanew, se sert du diapason qu'il met en vibration sur un point du crâne pendant que, d'autre part, il ausculte au moyen d'un stéthoscope. C'est surtout dans les inflammations de la mastoïde que l'auteur a employé la combinaison des deux procédés. Il a constaté que du côté de l'apophyse mastoïde malade, le son arrive moins net à l'oreille et il pose en principe que :

1° Pour établir si l'apophyse mastoïde doit être trépanée, l'auscultation et la percussion sont une épreuve indispensable :

2° La diminution de la sonorité et la matité pendant l'application du diapason sont un signe d'une lésion osseuse profonde (foyer purulent, carie, néoplasme) ;

3° Il est vraisemblable que pour les lésions de tous les autres os du corps, on pourrait constater les mêmes signes stéthoscopiques ;

4° La constatation de ces phénomènes d'auscultation permet dans les cas chroniques d'avoir recours à la trépanation précoce, ce qui augmente les chances de succès.

A son tour, le Dr Gabritchewski a appliqué à l'auscultation du crâne et des os en général l'appareil dit « pneumatoscope », dont l'entonnoir appliqué sur la bouche ouverte du patient est mis en communication avec les oreilles du médecin par deux tubes en caoutchouc. Cet appareil donnait des résultats plus nets que le double stéthoscope américain, dont Gabritchewski s'est également servi. Il estime que la percussion et l'auscultation des os crâniens qui peuvent, même pour le praticien privé d'instruments spéciaux, se faire au moyen du stéthoscope ordinaire, sont d'une grande importance.

En comparant les variations de l'intensité des sons transmis, soit à la suite de la simple percussion, soit en appliquant un diapason sur différentes parties symétriques ou voisines du crâne, l'auteur a pu constater non seulement des affections osseuses, mais même des affections cérébrales.

L'application du diapason est un moyen précieux, et l'auteur, pour parer à l'inconvénient de la diminution des vibrations, a fait construire un appareil permettant d'avoir pendant toute la durée de l'examen les mêmes vibrations : à cette fin, il fait actionner son diapason par un électro-aimant et une bobine.

La percussion est utile non seulement pour l'auscultation, mais encore pour l'étude de la sensibilité locale.

Il faut, d'après l'auteur, distinguer entre la percussion superficielle ou faible et la percussion profonde ou forte. La première est connue et employée de tous : la seconde parait jusqu'à présent peu utilisée, dit Gabritchewsky qui ignorait aussi probablement l'étude faite à ce sujet par Piorry. C'est celle, dit-il, cependant, qui se fait au moyen d'un plessimètre, elle ne peut être employée dans les affections douloureuses de la tête ou de la colonne vertébrale. Mais, en dehors de ces cas, elle est très utile ; elle a permis de constater des points sensibles dans certaines affections de la moelle et de localiser le siège de cette affection, alors que les autres symptômes ne permettaient pas cette localisation.

A peu de temps de là, le Dr Murawieff donne la préférence au procédé de Gabritchewski, tout en reconnaissant que le diapason électrique peut être, sans inconvénient, remplacé par un diapason ordinaire, pourvu que celui-ci soit de fabrication irréprochable.

Il a cherché quelles sont les données que cette méthode peut fournir au diagnostic, mais d'abord il met en garde contre de nombreuses causes d'erreur auxquelles des vices de manipulation donnent lieu. Il importe, par exemple, d'avoir un diapason donnant un son assez fort, de raser la tête du sujet, de faire respirer le malade par le nez pendant l'opération, d'avoir pour l'étude comparative de deux points symétriques des vibrations de même intensité, de ne comparer que des points strictement symétriques, de répéter plusieurs fois l'auscultation aux mêmes endroits, surtout si elle donne des résultats positifs, de négliger les différences insignifiantes constatées, etc.

En observant, d'une façon minutieuse, les règles brièvement résumées ci-dessus, l'auteur a fait des expériences sur des sujets sains, sur des sujets atteints d'affection du crâne ou de l'encéphale et sur des cadavres.

Les premiers lui ont permis d'établir que deux points symétriques résonnent toujours d'une manière identique et que le son perçu au moyen de l'appareil par l'oreille de l'examinateur diminue d'intensité à mesure que l'on recule le diapason de la région frontale vers la région occipitale.

L'expérience sur les cadavres (injections intra-crâniennes pour simuler des collections purulentes ou des tumeurs) ont démontré que des lésions sous-jacentes à la boîte crânienne ne changent pas les phénomènes stéthoscopiques et ne peuvent, par conséquent, être diagnostiquées par la *crâniotonoscopie*, c'est ainsi qu'il nomme la méthode d'auscultation des bruits transmis à travers les os crâniens.

L'observation clinique a confirmé cette manière de voir, un kyste cérébral, une tumeur du cervelet et huit cas de tumeurs cérébrales n'ayant donné que des résultats négatifs. Mais il n'en est plus de même quand les lésions, au lieu d'être profondément situées sous le crâne, siègent dans l'enveloppe osseuse elle-même. Tout ce qui altère ou amincit cette enveloppe donne lieu à une diminution de la sonorité ; il en est de même, par analogie, pour tout processus morbide ayant pour effet un amincissement ou un épaississement des parties molles qui recouvrent les os crâniens.

En résumé, la méthode crâniotonoscopique est impuissante pour le diagnostic des lésions intra-crâniennes ; par contre, elle est précieuse pour le diagnostic, lorsque l'enveloppe crânienne aura été amincie par un processus quelconque.

En définitive, tous ces auteurs se sont appliqués à perfectionner les méthodes de percussion, les uns en y adjoignant le diapason, les autres le pneumatoscope. Leur façon de faire, différente seulement dans le détail, repose sur le même principe, la conduction des os crâniens, modifiée selon eux par la présence, à l'intérieur de la boîte crânienne, d'une tumeur ou d'un liquide. Nous pouvons, en sautant quelques années, exposer à ce sujet les théories des Drs Vanner et Gudden, parues en 1898, et plus tard, celles qu'a formulé Knapp de Gœttingen, basées mêmement sur la conduction crânienne. Mais tandis que les premiers enregistraient les modifications de tonalité, ceux-ci s'appuient sur la moindre.

Durée des vibrations dans un crâne atteint de lésions non seulement osseuses, mais de tumeurs intra-crâniennes.

Les premiers s'expriment ainsi :

« La durée de la transmission des sons à travers les os crâniens est diminuée en cas de maladie organique du cerveau.

« Ce signe, disent-ils, permet d'affirmer l'existence de la lésion. »

Parmi les lésions diminuant la durée des vibrations, les auteurs se basant en cela sur les autopsies faites, citent en première ligne, les épaississements des méninges, les tumeurs intra-crâniennes. Ils expliquent le fait de la manière suivante. Si on applique à l'intérieur d'un crâne percuté un tampon de gaze ou de coton, la durée des vibrations du diapason diminue de huit à dix secondes.

Knapp se base, lui, sur la diminution d'intensité du son transmis à travers les os d'un crâne lésé.

En 1898, en France, MM. Gilles de la Tourette et A. Chippault ont fait paraître un traité intitulé : *De la percussion méthodique du crâne ; contribution au diagnostic cranio-encéphalique.*

Nous ne pouvons mieux faire, pour en donner une analyse complète et succincte en même temps, que citer le rapport que fit à ce sujet le professeur Lannelongue. Nous verrons que, oublieux des prédécesseurs, il leur attribue toute la gloire et le mérite d'avoir ajouté à la recherche des tumeurs cérébrales ce nouveau mode d'investigation. Il est facile, d'après ce que nous avons dit, depuis le début de ce travail, de constater combien était grande son erreur et que bien auparavant, chez nous et à l'étranger, cette même étude avait été poussée fort loin.

« En matière d'intervention chirurgicale, dit le professeur Lannelongue, il serait désirable de pouvoir préciser, autant que possible, avant l'opération, l'épaisseur de la paroi sur laquelle celle-ci doit porter. Les recherches anatomiques ont fait connaître l'épaisseur normale de ces parois suivant les diverses régions. Mais, elles ne s'appliquent qu'à des crânes normaux, normalement constitués, et sont impuissantes à nous apprendre si, dans un cas pathologique donné, les parois sont plus minces ou plus épaisses qu'à l'état normal.

« MM. Gilles de la Tourette et A. Chippault croient avoir trouvé, au moins en partie, le moyen de résoudre ce problème par l'emploi méthodique de la percussion du crâne, soit à l'aide d'un petit marteau, soit de préférence directement avec le doigt. Celui-ci, et en particulier, le doigt médian de la main droite frappant bien verticalement, les cheveux étant écartés ou la tête étant rasée, perçoit des sensations de résistance et d'élasticité du son ainsi produit. La percussion doit toujours être pratiquée, le sujet ayant la bouche fermée, l'occlusion où la béance de l'orifice buccal étant susceptibles dans une large mesure de faire varier les résultats obtenus. Les recherches de technique doivent être faites sur le vivant, le crâne du cadavre donnant un son différent.

« La percussion ainsi pratiquée permet de reconnaître que la tonalité comparative du crâne est claire chez l'enfant, mate chez l'adulte, plus chez l'homme que chez la femme, moins mate chez le vieillard. Elle est plus claire dans les régions frontale et pariétale que dans la région occipitale. De ces faits on peut déjà conclure qu'elle varie parallèlement avec l'épaisseur des parois, l'enfant ayant le crâne plus mince que l'adulte, la femme plus que l'homme, l'adulte plus que le vieillard, la région pariétale étant moins épaisse que la région occipitale.

« Seules les opérations sur le crâne du vivant sont d'ailleurs susceptibles de permettre d'établir si réellement la tonalité est en rapport direct avec l'épaisseur des parois.

Le cas de trépanation frontale est relatif à un jeune

homme de 18 ans, qui, à la suite d'un traumatisme sans fracture de la paroi antérieure du crâne, avait présenté des phénomènes mentaux pour lesquels la trépanation fut décidée. La région frontale rendait à la percussion un son mat dont la percussion comparée à la même région chez un certain nombre de personnes assistant à l'opération faisait ressortir le caractère exceptionnel. Or, l'os fut trouvé, sur toute l'étendue de la région percutée dense et très épaissi, 13 millimètres au lieu de 5, moyenne habituelle de la région.

Les quatre cas de trépanation pariétale ou rolandique ne sont pas moins probants, ce sont : une trépanation décompressive pour néoplasme probable non découvert à l'intervention. La percussion rendait un son tout à fait clair, analogue à celui du crâne d'un enfant. La paroi était d'une minceur exceptionnelle, 3 millimètres et demi au lieu de 6, moyenne normale de la région ; 2° une trépanation pour traumatisme ancien de la région pariétale droite chez un homme de 31 ans. Tonalité normale, parois d'épaisseur normale, 5 millimètres et demi ; 3° une trépanation pour épilepsie partielle avec crises limitées au côté droit chez un homme de 25 ans ; matité exceptionnelle, dureté considérable du crâne, absence presque complète de tissu diploïque ; épaisseur, 9 millimètres passés ; 4° une trépanation pour épilepsie jacksonnienne des membres droits diagnostiquée néoplasique chez un homme de 35 ans. La percussion de la région pariétale gauche rendait un son mat, beaucoup plus mat que celui de la région pariétale droite et cette matité paraissait localisée à une zone de 5 à 6 centimètres carrés. L'intervention fut extrêmement laborieuse, le

crâne, au centre de la matité, avait l'épaisseur énorme de 25 millimètres.

Ces faits confirment la proposition émise par les auteurs : la tonalité d'une région crânienne varie avec son épaisseur ; elle est d'autant plus claire que la paroi est plus mince et inversement.

MM. Gilles de la Tourette et Chippault ont pu également établir que la continuité ou la discontinuité de la paroi crânienne exerçait une influence sur le son rendu par cette paroi à la percussion. Chez les trépanés le son est plus clair du côté où a porté la trépanation. Dans deux cas de fracture ancienne du crâne avec perte de substance peu étendue, la percussion donnait un véritable bruit de *pot fêlé*. S'agit-il là d'un nouveau signe qui permettra à l'avenir d'affirmer certaines fractures du crâne, jusqu'à présent impossibles à diagnostiquer avec l'aide des moyens habituellement employés ? Les auteurs se refusent, d'après deux observations seulement, à généraliser. Il est même possible que si cette notion du bruit de pot fêlé dans les fractures du crâne devenait une règle, il y aurait toute une série de nuances à établir et de nombreuses exceptions à préciser suivant l'état des parties molles sus-crâniennes, de béance ou de cicatrisation fibreuse de la perte de substance suivant son trajet et ses dimensions. La simple constatation du fait, quelques réserves que l'on doive faire, n'en est pas moins à elle seule des plus intéressantes.

Enfin, la percussion permet de diagnostiquer chez les enfants idiots ou arriérés, les hérédo-syphilitiques en particulier, la synostose prématurée des os du crâne, empêchant le développement du cerveau et fournit ainsi de précieuses indications pour la crâniectomie libératrice que j'ai préconisée dans quelques-uns de ces cas.

Ces auteurs ont, en somme, dit tout ce qu'on pouvait retirer de la percussion du crâne, et on peut juger combien importants sont les résultats obtenus. Généralisant les idées soutenues par Piorry, Mac Ewen, ils avancent que le bruit de pot fêlé n'est pas seulement un signe de fracture crânienne, mais implique simplement l'idée de disjonction, de morcellemnent de la voûte, qu'il soit dû à un choc extérieur ou, comme c'est notre cas, à une poussée intérieure, en un mot, à un éclatement.

En résumé, tout ce qui ramène un crâne à l'état primitif, c'est-à-dire à la réouverture des fontanelles, à l'écartement forcé des sutures ossifiées ou non, produira à la percussion *le bruit de pot fêlé*. Nous ne serons pas aussi absolu et nous verrons dans la dernière observation que nous présentons et qui, malheureusement, n'a pu être terminée, que le bruit de pot fêlé n'est pas toujours très net et qu'il n'est entendu, et encore de façon un peu contestable, que par la percussion auscultatoire pratiquée le long des sutures ou à une distance minime de la grande fontanelle. Peut-être est-il nécessaire à la production de ce ton spécial le ramollissement des os de la voûte, ramollissement qui donne la sensation de carton mouillé et qui existait nettement dans l'observation de MM. Chatin et Chèze.

A la même époque où MM. Gilles de la Tourette et A. Chippault faisaient leur communication à l'Académie de médecine, Robertson, chirurgien de Glascow, à la suite de Mac Ewen, publiait un travail dans lequel il rappelle toutes les idées de celui-ci, idées auxquelles il se rattache pleinement. Mais en même temps il reconnait à la percussion, non seulement l'avantage de signaler les changements de tonalité, mais encore de préciser par la douleur qu'elle provoque, le siège de tumeurs intra-crâniennes.

En Allemagne, Bruns, et en France, Duret, reprennent les mêmes idées et les exposent d'identique façon. Nous nous contenterons de citer l'ouvrage de Duret, qui donne un résumé exact des chapitres que Bruns a écrit à ce sujet, ce que nous avons nous-même constaté par la lecture de son ouvrage.

La différence unique qui existe entre les deux auteurs consiste dans la longueur apportée par Bruns au développement de ses idées. Il rappelle, en outre, dans ce chapitre, les diverses méthodes de percussion préconisées en Allemagne et que nous avons décrites au cours de notre étude.

« Les auteurs anglais et allemands, dit Duret, indiquent que la percussion des os du crâne peut fournir deux ordres de renseignements utiles : l'un relatif à la sensibilité des os du crâne, l'autre dépendant de la transformation du son normal en un son pathologique.

« La percussion doit être faite méthodiquement, avec le médius, place par place et être directe ou indirecte, d'abord doucement, puis en augmentant progressivement.

« La percussion avec le marteau est plus douloureuse et produit des bruits surajoutés ; elle peut servir cependant à mieux marquer les bruits pathologiques.

« Dans beaucoup de cas, la douleur perçue par le malade donne des renseignements utiles et même quand il sera en état de stupeur, la contraction des traits du visage est significative.

« Lorsque *la sensibilité est étendue à toute la voûte*, elle indique seulement *l'hypertension crânienne*.

« Si elle est *limitée* et concorde avec les autres signes observés, elle montre que la tumeur a irrité les enveloppes au voisinage du point où elle se trouve. Si elle est très précise elle peut révéler *le foyer pathologique*.

« La sensibilité des os du crâne peut encore être explorée par un autre procédé que celui de la percussion, et cela à divers points de vue ; c'est à l'aide *des vibrations* du diapason.

« Quelquefois, dit Duret, suivant l'opinion de Bruns, la douleur se révèle mieux à la pression qu'à la percussion : il en est ainsi, en particulier, lorsque dans les tumeurs de la fosse cérébrale moyenne on explore la voûte du pharynx.

« Ce sont les auteurs anglais, et en particulier Mac Ewen, qui, les premiers, ont appelé l'attention sur l'importance des *changements de tonalité* à la percussion, et qui ont parlé *du son tympanique* et du *bruit de pot fêlé*. » Bruns aurait constaté que ce n'est pas chez le nouveau-né à sutures ouvertes que le crâne donnerait ce son à la percussion, mais qu'il serait de beaucoup plus sensible lorsque ces sutures, en voie de réunion, sont disjointes par une cause quelconque, ce qui se produirait donc chez les enfants entre l'âge de 4 et de 12 ans.

« On observe souvent un bruit plus sonore, d'une tonalité plus élevée et même quelquefois *le bruit de pot fêlé* qui tient, soit à un *amincissement* des os du crâne, soit à l'écartement et à la disjonction des sutures par l'hypertension cérébrale. Dans l'appréciation des résultats il faut tenir compte de l'état d'ouverture et de fermeture des cavités buccale et nasale ; le mieux est de donner à la bouche le degré d'ouverture nécessaire pour prononcer la voyelle *ou*. »

Ce chapitre de Duret, qui rappelle fidèlement la relation de Bruns résume de façon complète les renseignements que peut nous donner la percussion du crâne méthodiquement conduite. Il y ajoute même un nouvel élément, la douleur.

Piorry, lorsqu'il parle, en 1838, pour la première fois de la percussion du crâne, signale bien cette douleur provoquée, mais pour engager l'observateur à l'éviter soigneusement. Nous avons déjà dit que Robertson en fait un auxiliaire puissant pour son diagnostic et même pour la localisation de la lésion. Bruns et Duret y attachent également une extrême importance. Nous aurons donc deux éléments fournis par la percussion :

a) La douleur.

b) Le changement de tonalité.

Les deux se compléteront, le premier venant ajouter sa valeur à celles d'autres symptômes faisant prévoir une tumeur cérébrale et même, s'il est nettement marqué, pouvant servir à sa localisation ; le deuxième indiquant clairement l'état des sutures du crâne, la solution de continuité des os qui le constituent, et permettant, comme le premier, de localiser la tumeur : si celle-ci est superficielle, matité ; si celle-ci occupe la base, tympanisme indiquant la présence du liquide et même pot fêlé, si la poussée est suffisante à séparer le tout intime que forme la voûte crânienne ossifiée.

CHAPITRE II

DE L'HYDROCÉPHALIE SYMPTOMATIQUE

Comme nous venons de le voir, dans le chapitre précédent, c'est dans les cas d'hydrocéphalie lente que se produit le plus fréquemment le bruit de pot fêlé, ou tout au moins le tympanisme que Mac Ewen, le premier, a considéré comme un signe de grande valeur dans le cas de diagnostic de l'épanchement intra-ventriculaire.

Or, ces cas d'hydrocéphalie lente sont plus nombreux qu'on ne pourrait le croire. Nous avons pu en trouver quelques cas publiés et il nous paraît utile, puisque d'après les auteurs, et d'après l'observation que nous donnerons en fin de ce travail, il est constaté que c'est dans ces cas, où la disjonction des sutures s'est lentement opérée, que l'on a pu constater, après le tympanisme du début, un bruit incontestable de pot fêlé, d'en dire quelques mots.

Nous allons donc donner, dans cette partie de notre travail, une étude rapide des hydrocéphalies symptomatiques, de celles qui, soit par inflammation, comme le prétendent les uns, soit par compression ou par occlusion, comme le disent les autres, provoquent, à une époque où les sutures crâniennes sont ossifiées, ainsi que les fontanelles, une disjonction des diverses parties de la boite crânienne, les faisant s'écarter « comme les pétales d'une fleur », selon l'expression de Trousseau.

C'est l'hydrocéphalie chronique acquise, celle que, dans son *Traité des maladies des enfants*, Barthez et Sanné, en 1884, divisent en deux variétés : l'une dite ventriculaire, l'autre arachnoïdienne. Cette dernière classe est due, en général, aux hémorragies de la cavité arachnoïdienne et doit plutôt leur être rattachée.

La première, hydrocéphalie ventriculaire, est celle dont nous nous occuperons exclusivement.

« La boite crânienne, disent Barthez et Sanné, éprouve souvent une ampliation remarquable. Nous avons vu un enfant de 9 ans qui fut pris, à l'âge de 8 ans, des premiers symptômes de l'hydrocéphalie et dont la tête acquit, malgré l'ossification des fontanelles, un énorme accroissement. »

Cette observation que nous avons retrouvée dans les *Archives de médecine* de 1842, relate en effet le cas d'un enfant de 9 ans, qui mourut après avoir présenté une augmentation énorme du volume de la tête. La percussion du crâne n'était pas alors pratiquée et, par suite, les auteurs n'ont pu constater le bruit du pot fêlé ou toute autre modification de tonalité. Ils signalent seulement l'ampliation crânienne; mais, revenant au traité paru en 1884, nous y lisons ceci :

« Lorsque l'hydrocéphalie se développe à un âge où l'ossification est achevée, la boite crânienne peut subir des modifications qui, sans être aussi apparentes que dans les cas précédents, offrent cependant un certain intérêt. Les os du crâne repoussés de dedans en dehors par une force opposée à leurs conditions normales de résistance doivent céder d'autant plus facilement, que cette poussée se produit à une époque de la vie où les sutures bien que réunies, n'ont pas encore toute la solidité qu'elles doivent acquérir plus tard ; aussi, n'est-il pas étonnant que nous ayons vu les articulations du crâne se disjoindre sous l'effort de l'hydrocéphalie et n'être plus réunies que par une substance fibreuse, sorte de ligament qui peut se prêter plus facilement à une extension forcée. »

En 1885, MM. Prévost et Ravenel publiaient à leur tour le cas d'un enfant qui devint aveugle, idiot et hydrocéphale, à la suite d'accidents convulsifs ayant débuté à l'âge de 4 ans. *Le crâne prit une grande extension* et l'enfant, confiné au lit, ramassé sur lui-même, sans offrir trace d'intelligence, finit par dépérir et mourut tuberculeux à 11 ans.

A l'autopsie, on trouve une hydrocéphalie interne avec grande dilatation ventriculaire et on constate l'existence d'une tumeur (fibro-sarcome) occupant l'espace compris entre l'hexagone artériel, le tuber cinereum, les tubercules mamillaires et s'enfonçant en profondeur dans le troisième ventricule.

On pourrait certainement, en faisant de soigneuses recherches à travers les publications parues depuis cette époque à nos jours, découvrir encore de nombreux cas d'hydrocéphalie acquise. Cette longue énumération n'apporterait certainement rien de nouveau. Il nous paraît plus intéressant de voir à quelles causes ont été attribuées ces différents cas. Nous allons donner l'opinion des différents auteurs, ou tout au moins, celle qu'il nous a été possible de recueillir. Elles sont en général bien peu différentes les unes des autres et comprennent tout au plus deux ou trois hypothèses.

« Une des causes les plus fréquentes, dit Barthez, dans l'ouvrage cité plus haut, est, sans contredit, *le développement d'une tumeur* dans la cavité crânienne, tumeur qui est le plus ordinairement *tuberculeuse*, mais qui, quelquefois, peut être *cancéreuse* ou de toute autre nature.

« L'opinion qui attribue, dans les cas de cette espèce, l'épanchement de sérosité à un obstacle à la circulation dans les veines cérébrales, n'est pas nouvelle. Ce mécanisme a été clairement indiqué par Robert Whyte, quand il disait : « Un engorgement squirrheux développé dans la glande pituitaire ou dans d'autres parties contiguës aux ventricules du cerveau, peut, en *comprimant les troncs voisins des veines absorbantes*, s'opposer au mécanisme de l'absorption des liquides que les artères exhalent constamment et *occasionner l'hydropisie du cerveau.* »

Huguenin, dans l'*Encyclopédie* de Ziemssen, donne à l'hydrocéphalie acquise la même cause. Pour lui, toute tumeur de la portion postérieure du cerveau ou du cervelet ou celle qui occupe le voisinage de la grande veine de Galien ou du sinus droit, peut produire l'hydrocéphalie, en s'opposant au retour du sang veineux. Barrier, de même, accuse la seule compression du sinus droit et de la veine de Galien, et ne veut pas admettre d'autres causes.

Huguenin admet aussi que dans bon nombre de cas c'est l'inflammation chronique qui devient cause du développement de l'hydrocéphalie accompagnant une tumeur du cerveau.

On a cherché une autre cause à l'hydrocéphalie, dans l'atrophie du cerveau, laquelle se rencontre chez des sujets atteints de diarrhée, de cachexie et même d'affections les plus diverses. Le mécanisme serait différent. Par suite de la diminution de la masse encéphalique, les vaisseaux n'étant plus soutenus se laisseraient distendre par le sang ; cet excès de tension intra-vasculaire serait bientôt suivi d'une transsudation séreuse.

C'est ce que Huguenin nomme l'*hydocéphalie ex vacuo*.

Pour M. West, l'hydrocéphalie n'est pas toujours une hydropisie purement passive ; elle serait le résultat d'une sorte d'inflammation lente de l'épendyme ou de l'arachnoïde.

En résumé, pour les nombreux auteurs, une des principales causes de l'hydrocéphalie, ce serait la compression par tumeur cérébrale des grosses veines de la base ou des sinus, et par suite transsudation séreuse et épanchement toujours progressif dans les cavités ventriculaires. Il est probable qu'il y a, en outre, une cause adjuvante qui joue, peu-être même, un rôle prépondérant : c'est l'occlusion du canal épendymaire par la tumeur, occlusion s'opposant à la diffusion du liquide excrété et devenant une condition essentielle de l'hydrocéphalie. C'est à toutes ces causes déjà citées, mais c'est surtout à cette dernière, que MM. Chatin et Chèze ont attribué le vaste épanchement cité dans leur cas. La tumeur, en effet, dit l'autopsie, comprimait le quatrième ventricule et s'insinuait dans l'aqueduc de Sylvius.

Avant eux, Magendie admit que les tumeurs du cervelet pressant sur le quatrième ventricule et l'aqueduc de Sylvius peuvent être cause d'un obstacle au liquide intraventriculaire et par suite provoquer l'hydrocéphalie.

Mac Ewen, Lemaistre, ensuite, en 1897, reconnaissent que dans certains cas l'hydrocéphalie est due à l'oblitération des voies ventriculaires postérieures. Les ventricules cérébraux étant isolés, mais continuant à sécréter se transforment en une espèce de kyste, dont le contenu augmente toujours et produit, par une poussée excentrique, les accidents que l'on observe du côté du cerveau et des enveloppes crâniennes.

D'Astros, après avoir passé en revue les tumeurs du cerveau capables de déterminer l'hydrocéphalie secondaire, ajoute que leur siège importe beaucoup plus que leur nature : « Les tumeurs des hémisphères, de la convexité du cerveau, dit-il, amènent rarement de l'hydrocéphalie ; celle-ci relève presque exclusivement des tumeurs de la base, mésencéphale, glande pituitaire, couche optique, bourrelet du corps calleux, tubercules quadrijumeaux et *surtout du cervelet.* »

En somme, dans tous ces cas, même mécanisme : tumeur, compression du quatrième ventricule et du canal épendymaire, d'où occlusion des voies de circulation du liquide céphalo-rachidien, compression des veines de Galien et des sinus, d'où obstacle à la circulation de retour, telles sont les causes de l'hydrocéphalie acquise. La revue que nous en avons faite en a été assez écourtée mais elle est, croyons-nous, complète et ne laisse en arrière aucune des hypothèses formulées à ce sujet. Il nous semblait nécessaire de préciser quelle était la forme d'hydrocéphalie qui constituait la base de notre travail et qui le mieux pouvait faire apprécier à sa juste valeur ce nouvel élément de diagnostic qui n'est certes pas négligeable et que, après bien d'autres, nous avons appelé *le bruit de pot fêlé*.

CHAPITRE III

DU BRUIT DE POT FÊLÉ

On voit, par les chapitres qui précèdent que, malgré le peu d'auteurs qui ont signalé le pot fêlé, celui-ci n'est pas moins connu de tous ceux qui ont spécialement étudié les tumeurs cérébrales ou même ceux qui, comme Piorry, ont donné les règles de la séméiologie et signalé tous les éléments sur lesquels peut se baser un diagnostic.

Aucun d'eux n'a cherché à s'expliquer de quelle façon se produit ce bruit, quelle en est la genèse, l'explication scientifique.

Luigi Capellari, en 1897, comme suite à l'observation que nous citerons plus loin, s'exprime ainsi :

« Quelle est donc l'explication du bruit de pot fêlé en général et dans l'hydrocéphalie en particulier ? Laënnec, avec le seul secours de la percussion immédiate, fut le premier à signaler ce bruit et montra qu'il était dû à l'existence des cavernes pulmonaires. On peut l'imiter en joignant les deux mains et en frappant sur le genou, ou encore en percutant le larynx, la glotte étant fermée ou encore en percutant fortement le thorax pendant que l'on parle, l'on crie ou l'on chante.

On peut l'avoir accidentellement, quand le plessimètre n'est pas bien appliqué ou en percutant sur la surface d'une chemise soulevée, pliée et un peu mouillée. Pour pouvoir constater les phénomènes en question sur le thorax il faut veiller à ce que le malade tienne la bouche ouverte et que l'on percute d'un coup net et peu fort, tout en appliquant transversalement un doigt dans un espace intercostal, un des premiers de préférence.

« Le bruit de pot fêlé se peut encore entendre chez un individu sain, dans la partie supéro-antérieure du thorax de préférence à gauche.

« Dans les conditions pathologiques on l'observe particulièrement dans les cavernes pulmonaires antéro-supérieures et de préférence superficielles, dans le pneumothorax avec fistule cutanée dans le pneumopéricarde et plus rarement dans les cas de condensation du parenchyme pulmonaire par pneumonie ou pleurésie.

« Ce bruit est produit par la fuite de l'air provoquée par la percussion à travers une étroite fissure. En somme, il consiste dans l'union d'un ton tympanique ou métallique à un bruit de souffle.

«On ne peut naturellement pas admettre la même explication pour le bruit de pot fêlé sur un crâne hydrocéphale que sur un thorax. Et si, avec Hirschprung, on croit que ce bruit provient de l'air de la gorge, mis en vibration par la distension et l'amincissement notable de l'os, pourquoi la plus grande partie des crânes hydrocéphales ne donne-t-elle pas le bruit en question ?

« Je crois nécessaire à la production du phénomène certaines conditions spéciales, soit une composition chimique particulière du liquide, soit sa variation de quantilé, soit l'altération des os du crâne..., questions sur lesquelles je souhaite avoir quelque éclaircissement. »

Voici donc les conclusions de Capellari : il a rapproché la percussion thoracique et la percussion crânienne et cherché, dans les données de la première, l'explication de la seconde.

C'est là la seule discussion que nous ayons trouvé à ce sujet et on la sent péniblement amenée, artificielle, pour ainsi dire et elle ne peut satisfaire.

L'explication donnée par MM. Chatin et Chèze nous semble plus juste, plus simple.

« Comment, disent-ils, expliquer par quel mécanisme une masse liquide ou semi-liquide a pu donner à la percussion une tonalité élevée.

« Tout d'abord, le crâne ne donne pas à la percussion un son mat ; il présente toujours une certaine sonorité. En effet, pour épais que soit le crâne et l'appareil encéphalique qu'il contient, il constitue la paroi irrégulière d'un système dont la bouche, les fosses nasales, les sinus de la face sont la cavité. La preuve de ce fait c'est que les mouvements d'ouverture et de fermeture de la bouche, les mouvements de la langue qui agrandissent ou diminuent la cavité font varier la tonalité obtenue à la percussion crânienne, si bien que des gens exercés arrivent à ébaucher ainsi une suite de notes musicales.

« Les recherches de Mac Ewen, de Robertson ont établi que les crânes minces avaient une tonalité plus haute que les crânes épais.

« Dans notre cas, l'amincissement des os élevait déjà la tonalité ; quant au *bruit de pot fêlé il nous paraît avoir été produit par le mécanisme suivant :*

« Normalement, le crâne frappé vibre d'un seul bloc. Mais, si les sutures sont disjointes, le crâne ne peut vibrer en totalité. Chaque os frappé vibre pour son compte, isolément, et la vibration isolée est d'autant plus aiguë que la surface vibrante est moins étendue. Toutefois, comme la solution de continuité est incomplète, les autres os participent dans une certaine mesure à la vibration, et il en résulte ce bruit, à tonalité fausse, spécial au pot fêlé.

« Il y a là quelque chose de comparable à ce qui se passe dans le cas d'un pot fêlé véritable, d'une cloche fêlée, dans lesquels la déhiscence entre les fragments arrête dans une certaine mesure les vibrations et change ainsi la tonalité du son rendu.

« Chez les enfants normaux de 12 à 18 mois, quand les os sont suffisamment durs pour rendre un son, mais ne sont pas encore totalement soudés, on obtient, par la percussion, un son à peu près analogue à celui que rendait le crâne de notre malade ; toutefois, les os étant plus mous vibrent moins intensement. »

Dans les cas d'hydrocéphalie, le mot de pot fêlé serait donc très judicieusement choisi, puisque la boîte crânienne ne saurait mieux être comparée dans ces cas là qu'à un pot, non plus formé d'un tout, mais d'une série de fragments en relation plus ou moins directe les uns avec les autres.

La simplicité de cette explication n'altère point sa justesse et nous croyons que c'est à elle qu'il convient de s'arrêter dans la recherche des causes pouvant produire le bruit de pot fêlé. Ce qui tendrait à le prouver, c'est que justement, lorsque cette fêlure nécessaire à la manifestation de ce son spécial, est produite par un accident, fracture du crâne, ou artificiellement, si l'on peut dire, par une trépanation on a, comme l'ont constaté tous les auteurs, depuis Piorry, le son de pot fêlé. Il est donc tout naturel de penser que, lorsque sous la poussée du liquide ventriculaire, les sutures cèdent et se disjoignent, le crâne est pratiquement comparable à celui qu'un choc a fracturé et dont la surface osseuse présente à la suite une solution de continuité.

Nous nous en tiendrons donc là, et nous nous arrêterons à cette solution qui, si elle n'est peut-être pas définitive, nous paraît jusqu'ici la plus logique.

OBSERVATIONS

Observation I

(Luigi Capellari. — *Gazetta degli ospedali et delle cliniche, 2 maggio 1897.*)

La percussion du crâne n'a présenté jusqu'ici que peu d'intérêt séméiologique. En percutant le sommet du crâne, la bouche étant ouverte et les joues tendues l'on obtient un son tympanique de hauteur variée suivant la forme que l'on donne à l'ouverture de la bouche et à la cavité buccale. Mais ceci est un fait qui au moins dans les conditions actuelles de la science ne présente aucun intérêt.

Une étude de R. Hayem mérite une mention spéciale. Cet auteur a essayé de tirer de la percussion crânienne un certain profit dans l'otologie. Ainsi, par exemple, en percutant le milieu du crâne, le son est perçu dans les deux oreilles, si la fonction auditive est normale. Si l'on percute plus près d'une oreille que de l'autre, le bruit n'est perçu que par la première. S'il existe un épanchement dans la caisse du tympan, et que l'on percute le milieu, le bruit est mieux perçu par l'oreille malade, plus nettement quand l'épanchement est séreux que quand il devient purulent. Un autre travail digne d'être noté et que nous offre la rare littérature sur la percussion du crâne, est celui concernant le bruit de pot fêlé chez les hydrocéphales.

Cette littérature, autant que je puisse savoir, est loin d'être riche en observations. Je n'ai pu trouver que deux cas rapportés, l'un par Hirschrung, l'autre par Geissler, déjà cité par Huguenin. Je ne crois pas inopportun d'apporter une modeste contribution à une question aussi pauvre en citant mon observation.

Il s'agit d'un enfant, fils d'inconnus, en nourrice chez la femme d'un certain A. Coloreda di Ganelengliano, atteint de rachitisme et d'hydrocéphalie chronique qui me parait congénitale. Cet enfant est mort de pneumonie catarrhale à 13 mois, dans le courant de février. On me l'amena pour sa dernière maladie. Il me prit la vague idée d'ausculter et de percuter son crâne hydrocéphale. Ce crâne mesurait 52 centimètres de circonférence, présentant dans la région frontale jusqu'à l'origine du nez une profonde scissure fluctuante et située sur la ligne médiane : cette scissure passait à travers l'énorme fontanelle complètement fluctuante. De même, de cette dernière partaient des deux côtés, entre les os frontaux et pariétaux de larges sillons qui présentaient également de la fluctuation et s'étendaient jusqu'aux tempes. Ces scissures se réunissaient sur la ligne médiane et se prolongaient en arrière jusqu'à l'occiput le long du sinus longitudinal.

Les protubérances frontale et pariétale étaient plutôt amincies; il en était de même sur quelques endroits de l'écaille du pariétal. Les veines du cuir chevelu, dans les régions temporale, frontale et pariétale, étaient dilatées et tortueuses. Le front apparaissait large et proéminent. Les yeux largement ouverts, saillants comme s'ils étaient poussés par derrière. A l'auscultation, je pus percevoir un bruit cérébral systolique, lequel, quoique fréquent dans l'hydrocéphalie, constitue toujours cependant un phénomène qui mérite d'être rappelé. Mais un phénomène beaucoup plus rare et qui fut un fait inattendu me fut prouvé par la percussion que je pratiquai sur ce crâne sans y ajouter beaucoup d'importance.

Donc, en percutant d'un coup net et peu fort sur l'extrémité postérieure de l'os pariétal gauche, *j'obtins un bruit de pot fêlé haut*, bref et plus fort quand la bouche était ouverte. Ce bruit se propageait dans les divers points de la tête avec des caractères divers qui n'étaient même pas semblables en des points symétriques. J'eus en somme des résultats identiques à ceux signalés dans les cas de Hirschprung et de Geissler, excepté que le foyer maximum du bruit de pot fêlé n'était pas au même point. Ils diffèrent surtout en ceci que l'âge des malades était plus élevé que celui du mien puisqu'ils avaient respectivement 4 ans et 6 ans 1/2, et que, par conséquent les os étaient plus solides, les fontanelles plus fermées avec la persistance cependant de quelques sutures non encore ossifiées.

Remarques. — Ce cas cité par Capellari est évidemment différent de celui présenté par M. le professeur agrégé Chatin, l'âge n'étant, en effet, plus le même et par suite la disjonction des sutures ne pouvant être complètement attribuée à la poussée du liquide intraventriculaire. Néanmoins, *le bruit de pot fêlé* (*pentola fessa*) y est nettement indiqué et paraît avoir été nettement perçu par l'auteur qui le différencie du tympanisme ordinairement rendu à la percussion par le crâne d'un tout jeune enfant.

Observation II

Garçon de 7 ans, amené à la salle Sainte-Aline, le 6 janvier 1908. Rien à noter dans les antécédents.

Pas de tuberculose.

La mère est bien portante, le père nie toute spécificité, il est bien portant.

L'enfant a une sœur plus âgée, 8 à 10 ans, bien portante.

L'enfant est né à terme ; il n'y a rien de notable à signaler dans son passé, au point de vue pathologique, si ce n'est la présence de vers intestinaux constatés par la mère dans les matières, vers auxquels on rapportait l'existence de vomissements fréquents depuis la première année.

Il y a trois mois, la mère aurait encore constaté des vers intestinaux. Il y a deux mois environ, l'enfant a présenté des symptômes nerveux pour lesquels on l'amène à la Charité.

Tout au début, l'enfant était pris de crises nerveuses, consistant en des mouvements désordonnés diffus, sans localisation dans un membre ou un côté du corps. Cette agitation insolite durait deux ou trois heures pendant lesquelles l'enfant conservait toute sa connaissance. Ces crises étaient suivies d'une période d'abattement d'une demi-journée, pendant laquelle le petit malade dormait.

La mère ne sait pas dire le nombre de crises qu'a présentées l'enfant.

Vers la même époque l'enfant aurait vu double et aurait commencé à se plaindre de douleurs de tête très violentes, localisées à la région frontale, exagérées par la lumière et le bruit.

Vers le même temps, les parents s'aperçurent que l'enfant titubait, gardait mal l'équilibre, marchait difficilement et tombait quelquefois. On lui donne à ce moment du bromure de potassium, mais les symptômes s'accentuant, les vomissements apparaissant, la céphalée devenant constante, les troubles d'équilibration s'exagérant, on amène l'enfant à l'hôpital.

Examen le 6 janvier. — Enfant de 7 ans, normalement développé pour son âge, bien musclé; l'enfant est remarquablement développée au point de vue intellectuel; il parle facilement, répond bien aux questions; il est très affirmatif sur la diplopie qu'il a eue au début, et dont il s'est spontanément rendu compte; il raconte que le soir il voyait deux lampes.

Examen de la motilité. — Il n'y a pas de paralysie, tous les mouvements de la tête, des membres et du tronc sont possibles; il n'y a pas de paralysie faciale.

Toutefois, l'enfant se fatigue rapidement; il reste plusieurs semaines au lit. Les réflexes rotuliens sont notablement exagérés, surtout à gauche; le réflexe cutané plantaire se fait à gauche en extension ; il n'y a rien de net à droite.

Examen de la sensibilité. — Pas de troubles de la sensibilité ni aux membres, ni à la face.

L'enfant répond précisément : il reconnait et localise exactement la piqûre, le contact, le chaud et le froid.

Examen de l'équilibre. — L'enfant peut assez facilement se tenir debout, les talons joints, les pieds à 45°, les yeux ouverts. Les yeux fermés, des oscillations se produisent et l'enfant tombe ; la chute ayant toujours lieu en arrière.

Le petit malade ne peut se tenir sur un pied.

Il ne peut se renverser en arrière. La marche est très défectueuse ; les vomissements ont un caractère spasmodique ; l'enfant titube ; il talonne nettement ; il jette les jambes comme un vieil ataxique.

Examen des organes des sens. Appareil de la vision. — On note à gauche une parésie légère du droit externe. Les autres muscles sont parfaitement sains. A droite il existe une paralysie totale du droit externe, les autres muscles paraissent sains et fonctionnent normalement.

Les pupilles réagissent à l'accommodation ; elles réagissent à la lumière, mais paresseusement, surtout à droite. Elles sont sensiblement égales, toutefois la droite paraît un peu plus dilatée.

L'examen ophtalmoscopique, à l'image renversée, permet de voir, à droite, une congestion rétinienne intense ; les vaisseaux sont tortueux. On note un œdème papillaire net ; les bords de la papille sont flous, mal limités, surtout du côté nasal et inférieur. A gauche la rétine est congestionnée ; on note également de l'œdème papillaire ; les bords de la papille sont flous, mal limités, surtout du côté nasal. Acuité visuelle normale.

Champ visuel normal.

Appareils de l'audition. — L'enfant accuse de fréquents bourdonnements d'oreilles, les bruits lui sont douloureux à entendre.

Pas de troubles de l'odorat ni du goût.

Examen viscéral. — Négatif. Rien à noter aux organes. L'enfant aurait présenté, chez lui, des vomissements fréquents; ils n'ont pas été constatés dans le service. Pas d'albumine, ni de sucre; pas de troubles des sphincters.

17 janvier 1908. — L'enfant a perdu ses matières le matin; il ne s'en est pas rendu compte.

Pas d'incontinence d'urine.

A l'examen des réflexes, les réflexes rotuliens ne se produisent pas. Il est impossible de les obtenir; cependant ils étaient exagérés au précédent examen.

L'enfant a beaucoup de peine à se tenir debout. La marche est très difficile, incoordonnée, ébrieuse; le petit malade, s'il n'est pas soutenu, tombe; les chutes ont toujours lieu à droite.

24 janvier. — L'enfant s'est affaibli depuis le précédent examen. Bien que n'ayant aucune paralysie, il ne peut se tenir assis; il reste couché sans réaction; il ne peut manger seul.

Depuis quelques jours, l'enfant vomit. Il perd ses urines depuis une huitaine. Pas d'anesthésie, pas de troubles de la sensibilité.

Pouls à 128. Respiration normale. Il ne paraît pas y avoir de troubles intellectuels; l'enfant cause, est gai; pas de troubles de la parole.

4 février. — Les phénomènes d'incoordination se sont accentués; l'anesthésie a considérablement augmenté; l'enfant ne peut se tenir assis; il est incapable d'exécuter un mouvement précis, aussi simple qu'il soit. L'enfant est affaissé; sa force musculaire paraît diminuée.

Les phénomènes oculaires se sont accentués; il y a paralysie des deux droits externes; les yeux sont en strabisme interne. Les pupilles sont largement dilatées; elles ne réagissent plus à la lumière.

L'intelligence jusque-là intacte paraît très diminuée; l'enfant a moins de spontanéité; il ne répond plus aux questions ; il est triste ; il a tendance à répéter d'une façon stéréotypée les mêmes phrases et les mêmes mots pendant des heures. Il cherche quelquefois à assonancer les mots. Il perd ses urines et ses matières, ce qui le laisse complètement indifférent ; il ne s'inquiète nullement de son état.

11 février. — L'état général baisse de plus en plus, l'enfant est affaissé ; il ne fait plus un mouvement ; il est couché, la tête renversée en arrière, reposant toujours sur la joue droite. Il existe une perte totale de la vision. Cette amaurose doit remonter à plusieurs jours. Elle paraît totale. L'enfant ne s'est rendu compte de [illegible] n, il ne s'est jamais plaint de moins voir ; on s'aperçoit de ce nouveau symptôme à ce que l'enfant ne reconnaît plus les personnes du service : il distingue cependant encore les sœurs à leur voix. Interrogé, l'enfant répond que c'est la nuit, que les lampes ne sont pas allumées, qu'il verrait parfaitement s'il faisait jour.

L'examen du fond de l'œil ne montre rien de nouveau ; à droite, on a encore de l'œdème papillaire avec ses contours flous ; à gauche, on a une papille blanche, atrophique, avec des vaisseaux atrophiques typiques.

La perte de la vision atteint les deux yeux. Il est difficile de se rendre compte s'il existe une amaurose totale ou de l'hémianopsie. Toutefois l'amaurose paraît être totale. l'intelligence baisse. L'enfant ne s'inquiète pas de son état ; il est affaissé.

23 février. — Rien de nouveau, que des troubles de la parole. Les paroles sont scandées, elles sont accentuées lentement, les unes après les autres ; de temps en temps, les mots sont lancés brusquement, comme par explosion.

2 mars. — Les réflexes rotuliens ont réapparu ; ils ne sont pas exagérés. Le réflexe cutané plantaire a lieu en extension.

On note dans le membre supérieur gauche des secousses brusques, existant en dehors de toute provocation. Ces secousses consistent en des ébauches de mouvements de flexion et d'extension de l'avant-bras ou des doigts. Ces mouvements se produisent fréquemment; ils sont localisés au membre supérieur gauche; ils ont l'apparence de tics.

12 mars. — L'enfant a un physionomie autre qu'à l'entrée; sa tête paraît augmentée de volume; la circonférence de la tête, des bosses occipitales au front égale 55 centimètres.

La casquette de l'enfant portée à l'entrée dans le service mesure 50 centimètres.

La palpation de la tête permet de se rendre compte que les sutures sont disjointes; le doigt peut déprimer profondément le cuir chevelu au niveau des sutures frontale, pariétale et pariéto-frontale; on a la même impression que s'il s'agissait d'un enfant dont le crâne ne serait pas complètement ossifié.

La percussion immédiate du crâne, avec la pulpe de médius droit recourbé en crochet, fait entendre, au niveau du vertex, sur les frontaux et les pariétaux, des deux côtés, *un bruit de pot fêlé* absolument net.

Au niveau de l'occipital, la tonalité est haute, mais on n'a pas de pot fêlé. Les os du crâne paraissent mous; ils sont dépressibles et on a l'impression de toucher du carton mouillé.

Toutes ces manœuvres, percussion, palpation, provoquent des douleurs.

Il existe d'ailleurs des douleurs constantes, l'enfant se plaint et gémit souvent; le bruit les exagère; l'enfant demande à être isolé loin du bruit de la salle.

23 mars. — A part les signes notés au précédent examen, et qui restent les mêmes, on constate, quand on fait parler le malade en tenant une main appliquée sur la tête, qu'il se produit des vibrations céphaliques très intenses au niveau des sutures disjointes. On a l'impression d'un véritable frémissement liquide.

Du 25 mars au 20 avril. — Rougeole grave, double otite moyenne.

28 avril. — L'enfant présente, depuis sa rougeole, des sueurs abondantes. Pendant les jours qui ont suivi le retour de l'enfant de la salle des rougeoles, il a présenté de la contracture des quatre membres; ces contractures ont duré une quinzaine, puis se sont amendées; actuellement, il présente par intermittence des raideurs des membres.

28 juin. — L'examen du fond de l'œil montre une atrophie double de la papille. L'enfant est actuellement dans un état de contracture très accentué.

Les membres inférieurs sont en flexion forcée; les cuisses sur l'abdomen, les jambes sont collées aux cuisses, le talon est collé aux fesses, les pieds sont en extension sur la jambe, les orteils en extension forcée sur le pied.

Les bras sont croisés sur la poitrine; les avant-bras fléchis à 15°; les mains fléchies; le poing fermé; le pouce en dedans. Ces contractures sont très accentuées, elles résistent et sont difficilement vaincues.

La tête est animée, depuis quelque temps, de mouvements convulsifs, consistant en des mouvements de roulis de la tête, accompagnés de clignement des paupières et de mouvements des globes oculaires.

L'enfant souffre; il crie souvent. Il a perdu toute notion, ne reconnait personne, ne parle plus, ne manifeste aucun besoin, il pousse seulement de temps à autre un cri plaintif.

Cachexie très prononcée. Escarre fessière au niveau de la crête iliaque gauche et du grand trochanter droit.

La circonférence de la tête égale 56 centimètres et la percussion pot fêlé très nette.

3 juillet. — L'enfant meurt après trois jours de température progressivement ascendante. Il n'y a pas eu de convulsions terminales.

Autopsie (vingt-quatre heures après la mort). L'examen extérieur du cadavre permet de constater que la maigreur est considérable. L'enfant est arrivé au dernier terme de la cachexie. La tête énorme fait paraître encore plus accentuée cette maigreur.

La percussion du crâne donne une sonorité spéciale, et l'on entend très nettement un bruit de pot fêlé par percussion de tout le vertex, de toute l'étendue des pariétaux, des écailles temporales et du frontal. Le bruit de pot fêlé est beaucoup moins net dans la région occipitale.

La palpation profonde des os du crâne permet de reconnaître que ces os sont mous, qu'ils se laissent facilement déprimer par le bout des doigts. On a, à leur niveau, la sensation très nette de carton mouillé.

Les sutures sont disjointes, on sent dans leur intervalle, et surtout au niveau de la fontanelle lamboïde, de la fluctuation.

Le périmètre crânien égale 57 centimètres.

A l'ouverture du crâne, on est en présence d'une grande quantité de liquide céphalo-rachidien, qui s'écoule en abondance, et dont la quantité peut être évaluée à 200 ou 300 gr. tant pour le liquide expérieur que pour le liquide ventriculaire.

Le liquide céphalo-rachidien ne présente aucune coloration particulière. La dure-mère est très adhérente à l'os, surtout au niveau des sutures.

Les sutures sont disjointes; il existe entre elles l'écartement de 1 ou 2 millimètres. La calotte crânienne étant élevée, il est très facile de les faires chevaucher l'une sur l'autre.

Le cerveau est énorme; les ventricules sont très distendus, les parois ventriculaires amincies, les circonvolutions étalées.

Il n'y a aucune altération pathologique appréciable de toute l'écorce, ni des noyaux centraux, ni des fibres blanches.

Le cervelet est très volumineux; il est le double au moins de ce qu'il serait chez un enfant de cet âge.

On reconnait qu'il existe une volumineuse tumeur dans

le lobe médian, tumeur qui rend ce lobe aussi grand, sinon plus que les lobes latéraux.

Cette tumeur est développée à l'intérieur même du vermis; elle est limitée en haut et en bas par quelques millimètres de tissu qui paraît sain. Elle s'étend sur les côtés, dans les lobes latéraux qu'elle envahit jusqu'à leurs parties moyennes. Cette tumeur est constituée par des bandes conjonctives épaisses, cloisonnant des espaces remplis de matière ramollie, caséifiée; il paraît s'agir d'un tubercule géant. La tumeur en se développant a comprimé dès le début le quatrième ventricule; par suite, croissant chaque jour davantage, elle s'est insinuée, comme un coin, dans la partie supérieure du quatrième ventricule, soulevant la valvule de Vieussens, et venant jusqu'au niveau de l'orifice inférieur de l'aqueduc de Sylvius.

Le plancher du quatrième ventricule a été longuement comprimé. Sur la coupe longitudinale, le bulbe et la protubérance paraissent aplatis. La valvule de Vieussens et la ligula ont été refoulées en haut, et c'est à travers ces formations que la tumeur a comprimé les tubercules quadrijumeaux, qui sont aplatis, atrophiés, représentés seulement par deux plis transversaux.

Pas d'autres lésions à signaler, à part quelques îlots de broncho-pneumonie dans les deux poumons.

Observation III (abrégée)

Cette observation, malheureusement incomplète, n'a pu, faute de temps, être suivie par nous jusqu'au bout. On verra qu'elle est immédiatement superposable à la précédente. Lors de notre dernier examen, le bruit de pot fêlé, sans être parfaitement perceptible à la percussion simple, pouvait, à l'aide de l'auscultation, être assez nettement perçu lorsqu'on percutait dans le voisinage immédiat des sutures et des fontanelles.

M..., 4 ans 1/2, salle Sainte-Aline.

15 juin 1909. — Vient de Longchêne.

Antécédents personnels. — Premier séjour : salle Sainte-Aline du 30 janvier au 21 mai 1907.

Diagnostic et résumé de l'observation. — Rachitisme, misère physiologique. Antécédents bacillaires, bronchite légère.

Rougeole intercurrente.

Sommet droit suspect.

Deuxième séjour: âgé de 2 ans 1/2, 14 octobre 1907. Amaigrissement et bronchite.

Troisième séjour : du 5 au 8 janvier 1908. Bronchite.

Scarlatine (passe dans le service de M. Weil).

Quatrième séjour : (retour des scarlatines, 26 février 1908). Bronchite.

Séro-diagnostic tuberculose négatif.

Tumeur blanche du coude et spina ventosa du cinquième métatarsien.

Cinquième séjour: 16 juin 1909. — Vient de Longchêne, où il séjournait depuis sa sortie du service de M. Nové-Josserand. Il présente, en effet, des traces d'ostéites tuberculeuses multiples (fistules au niveau de la face dorsale des pieds, tumeur blanche du coude).

Il est renvoyé à la Charité parce qu'il présente depuis peu des convulsions, des vomissements, de la constipation, toujours couché en chien de fusil. Hypothermie, exagération des réflexes, céphalée.

On pense à quelque chose de méningé : un tubercule probablement.

On constate, en effet, de la prostration, de la céphalée assez vive. Le moindre déplacement est mal supporté par l'enfant qui gémit sans cesse ; raideur de la nuque. Les membres sont également contracturés et opposent un peu de résistance aux mouvements passifs. Paralysie faciale droite presque totale : l'occlusion de la paupière est moins forte du côté droit, mais néanmoins possible.

Les deux pupilles sont fortement dilatées et ne réagissent pas à la lumière.

Motilité oculaire intrinsèque semble normale.

Motilité de la langue semble conservée.

Autant que l'abattement du malade permet de s'en rendre compte, il n'existe pas de paralysie des membres.

Le malade peut répondre correctement à quelques questions.

Respiration = 18, longues pauses inspiratoires, inconstantes et de durée variable.

Cœur = 132, variable de fréquence.

Rien d'anormal au poumon.

La pommette droite est beaucoup plus rouge que l'autre.

Le crâne est dilaté (la sœur constate que la tête a grossi); tour de tête = 52 centimètres. *On sent nette la disjonction des sutures.*

A la percussion, tympanisme très net au niveau des sutures.

Veines dilatées sur le côté droit du front. Tête penchée sur l'épaule gauche. Pas d'otorrhée. Il comprend les questions et y répond.

Pas de déviation de la langue.

Dermographisme.— Plaques rouges inégalement réparties sur les téguments. Extrémités froides, mouvements des membres difficiles, tremblement au membre supérieur droit à grandes oscillations, aucun tremblement au repos.

Réflexes rotuliens exagérés, surtout à gauche; trépidation épileptoïde à gauche.

Sensibilité. — Piqûre semble perçue partout.

19 juin. — Etat d'obnubilation très accentué; il persiste des mouvements au niveau des deux extrémités supérieures. Ils sont nettement ataxiques (les oscillations observées ne sont peut-être que des tâtonnements ataxiques).

Paralysie faciale persiste; pas de vomissements.

Urines. — Examen négatif.

Examen ophtalmoscopique. — Papille droite floue très mal

limitée, mais encore rosée et de dimensions normales; les veines ne semblent pas dilatées.

Percussion du crâne non douloureuse; bruit tympanique sur tout le crâne, sauf sur le front. A la percussion auscultatoire, on note une élévation de ton depuis la fontanelle antérieure jusqu'à l'occiput, tandis qu'il devient mat et sourd lorsqu'on percute le front; pas de pot fêlé.

21 juin. — Crise convulsive. Mouvements convulsifs classiques dans les deux moitiés du corps.

29 juin. — Contracture des membres inférieurs; les deux pieds en varus équin léger. Pas de trépidation épileptoïde, même à gauche. Babinski des deux côtés. Parésie faciale, moins accentuée à droite.

Strabisme convergent au repos, mais qui ne persiste pas dans les mouvements étendus des globes oculaires.

L'enfant voit et entend comme auparavant.

A la percussion, tympanisme assez marqué; le son perçu se rapproche du bruit de pot fêlé quand on se rapproche des sutures.

Examen des yeux. — Papilles œdématiées en voie d'atrophie.

7 juillet. — Paralysie totale du facial droit. Au repos, l'œil droit est un peu ouvert, le gauche complètement fermé.

L'œil droit est en strabisme interne modérément marqué; il jouit de quelque motilité en dehors, mais il est difficile de s'en rendre compte *à cause de la cécité.*

Le nerf auditif droit semble paralysé.

Les mouvements des membres sont difficiles, à oscillations lentes et amples.

Réflexes exagérés. Pas de vomissements; raideur de la nuque.

Parfois, cri provoqué par la douleur céphalique. Il répond par signes et comprend ce qu'on lui dit, mais n'émet aucune parole.

Cécité complète. Pas de crise nouvelle.

A notre dernière visite, l'enfant est toujours dans le même

état. Le périmètre céphalique n'a pas augmenté (52 cent.), mais la tête paraît se déformer, le côté droit semblant augmenter. La percussion donne les mêmes résultats, toutefois le son tympanique du début semble de plus en plus se rapprocher du bruit de pot fêlé. Les os du crâne paraissent toujours durs et l'on n'a pas la sensation de carton mouillé en percutant. Les sutures sont nettement disjointes et les fontanelles très sensibles. En somme son état n'a, à cette heure, subi depuis l'entrée que peu de modifications, surtout au point de vue qui nous intéresse, la percussion du crâne ; mais il semble bien que la distension augmentant, le bruit de pot fêlé ne finisse par être nettement perçu.

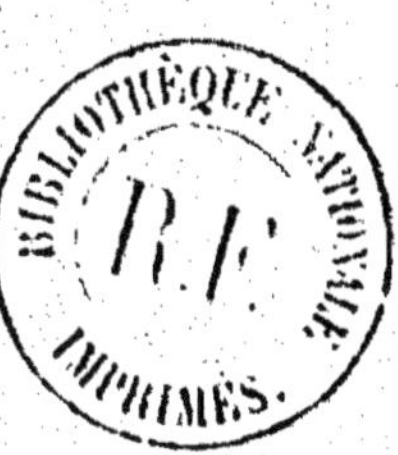

CONCLUSIONS

I. — La percussion du crâne peut donner deux sortes de renseignements :

a) Douleur : signe net d'abcès ;

b) Changement de tonalité : solution de continuité dans la boîte crânienne.

II. — C'est dans l'hydrocéphalie lente que l'on constate les changements de tonalité les plus marqués : tympanisme et pot fêlé.

III. — L'hydrocéphalie lente est, d'une façon générale, un symptôme de tumeur développée sur les voies du liquide céphalo-rachidien, et en particulier, de tumeur du cervelet.

IV. — Toutefois, il nous paraîtrait imprudent de baser un diagnostic sur ce seul symptôme, qui n'aura de valeur qu'au cas où d'autres signes de tumeur cérébelleuse auront apparu.

BIBLIOGRAPHIE

PIORRY. — Traité de diagnostic et de séméiologie, 1838.

— Traité de plessimétrisme et d'organographisme, 1866.

MAC EWEN. — Pyogénic diseases of the brain and spinal cord, 1893.

MURAWIEFF. — De la craniotonoscopie et de sa signification. (*Neurologische Centralblatt*, 1894, August und September.)

OKANEW et GABRITCHEWSKI. — De la sonorité et de la percussion du crâne et de la colonne vertébrale comme moyen de diagnostic dans les maladies nerveuses. (*Neurologische Centralblatt*, 1894, Juli.)

VANNER et GUDDEN. — La transmission du son à travers les os du crâne dans les maladies du cerveau et de ses enveloppes. (*Neurologische Centralblatt*, 1900. — Extrait du *Centralblatt*, cité dans les *Annales médico-psychologiques* de 1904, t. II.)

BARTHEZ et SANNÉ. — Maladies des enfants, t. I, 1884.

BARTHEZ. — Hydrocéphalie chronique. (*Archives de Médecine*, 1842, t. 14.)

PREVOST et RAVENEL. — Hydrocéphalie et tumeur cérébrale. (*Revue médicale de la Suisse romande*, 1885, p. 483.)

ROBERTSON. — On percussion and auscultatory percussion of the skull in diagnosis and treatment. (*Glasgow hospital reports*, 1898.)

CAPELLARI. — Contribution alla percussione del cranio rumore di pentolafessa in un cranio hydrocephalico. (Extrait de la *Gazetta degli ospedali et delle cliniche*, 2 mai 1897.)

WEST. — Leçons sur les maladies des enfants, p. 123.

LEMAISTRE. — Traitement chirurgical de l'hydrocéphalie. (*Journal de clinique et de thérapeutique infantiles*, 1897, p. 821.)

KNAPP (Gœttingen). — Le progrès dans le diagnostic des tumeurs encéphaliques. (*München medicat Woschenschrifft*, nos 19 et 20.)

GILLES DE LA TOURETTE et A. CHIPPAULT. — De la percussion méthodique du crâne; contribution au diagnostic cranio-encéphalique. (Travail présenté à l'Académie de médecine 1899.)

BRUNS. — Die Geschwullste des Nervenssystems, Berlin, 1908.

DURET H. — Tumeurs de l'encéphale, p. 158.

CHATIN et CHÈZE. — Tumeur du cervelet. Pot fêlé crânien. (*Lyon Médical*, 27 décembre 1908.)

20185 — Imp. Réunies, 8, rue Rachais, Lyon.

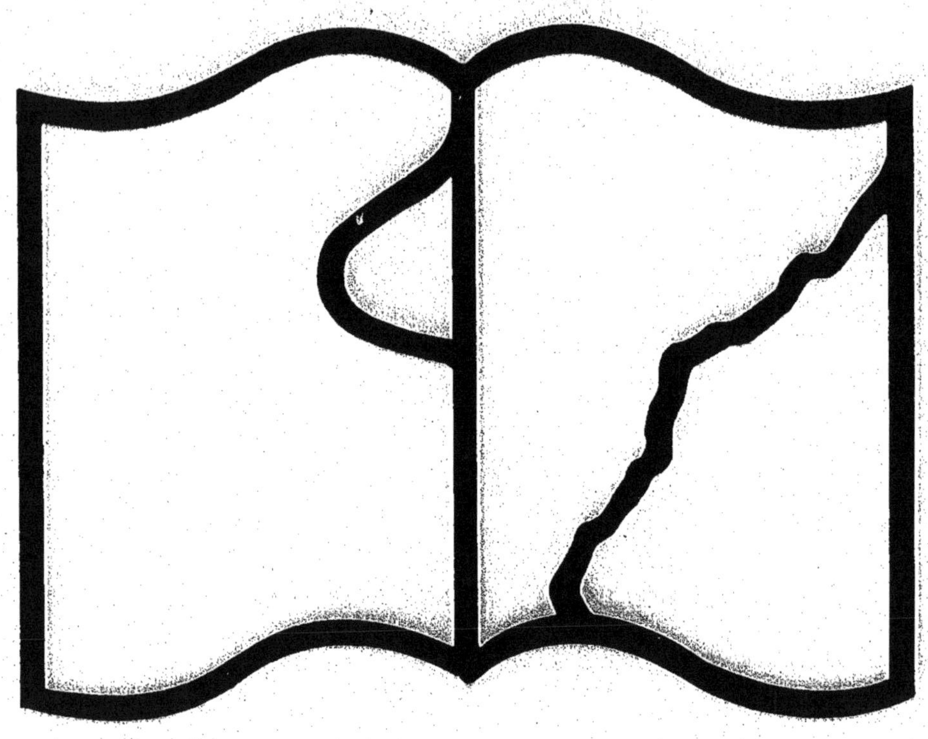

Texte détérioré — reliure défectueuse

NF Z 43-120-11

www.ingramcontent.com/pod-product-compliance
Ingram Content Group UK Ltd.
Pitfield, Milton Keynes, MK11 3LW, UK
UKHW020428230726
13925UKWH00004B/1654

9 782013 595797